Les

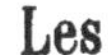

Bains Salins de Rheinfelden,

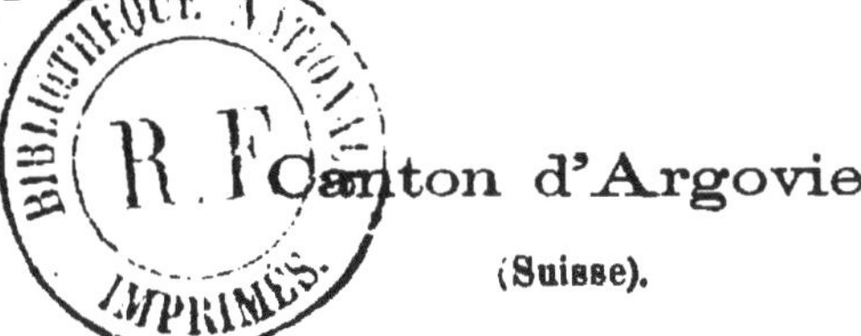

Canton d'Argovie

(Suisse).

Par

Emile Wieland,

médecin des bains de Rheinfelden.

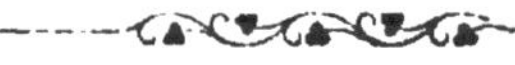

Bâle.
Imprimerie de Ferd. Riehm.
1868.

Les

Bains Salins de Rheinfelden,

Canton d'Argovie

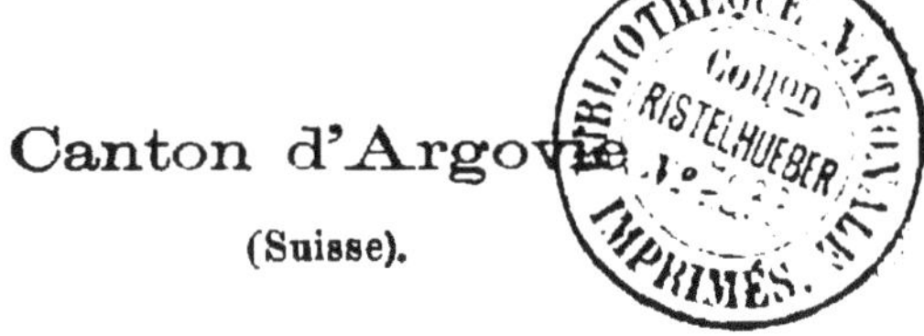

(Suisse).

Par

Emile Wieland,

médecin des bains de Rheinfelden.

Bâle.
Imprimerie de Ferd. Riehm.
1868.

Avant-propos.

Si, en écrivant ces quelques lignes, nous parvenons à rendre quelque service à l'humanité souffrante et à faire connaître nos bains dans un cercle plus élargi, nous aurons complétement atteint notre but.

Puisse ce petit ouvrage, qui n'a nullement la prétention d'être complet, être accueilli avec bienveillance par le public et surtout par M. M. les médecins.

Rheinfelden, en été 1867.

Emile Wieland,
médecin des bains.

Rheinfelden.

Rheinfelden est une petite ville de 2000 habitants, située dans le canton d'Argovie, sur la rive gauche du Rhin et sur les bords immédiats de ce beau fleuve. A côté de Schweizerhalle, c'est la seule station de bains salins de la Suisse.

Rheinfelden se trouve dans une contrée très-agréable et par sa température douce et par sa situation fort avantageuse. Jamais on n'y a connu d'épidémie, bien que le typhus, le choléra, la petite vérole etc. aient assez souvent causé des ravages dans la ville de Bâle qui n'en est guère éloignée.

Les montagnes du Jura et de la Forêt noire sont tout proches et offrent aux baigneurs des promenades aussi agréables que variées. Enfin, sur la rive droite du Rhin, à cinq minutes de la ville, se trouve la station du chemin de fer de Bâle-Waldshut-Constance-Zurich, ce qui facilite singulièrement le voyage pour les malades et permet aux convalescents de faire des parties de plaisir jusque dans l'intérieur de la Suisse.

Les bains salins de Rheinfelden ont énormément gagné en importance les cinq dernières années et tout annonce que dans un temps rapproché ils jouiront d'une réputation que tout le monde ici s'efforcera de mériter.

Le sang est l'humeur qui contient le plus de chlorure de sodium, et la quantité qu'il renferme est peu variable.

Les cartilages sont les parties solides qui en présentent le plus dans leur composition chimique. Les muscles en contiennent peu, tandis qu'ils renferment beaucoup de chlorure de potassium. C'est ce qui explique l'action merveilleuse de ce sel dans les convalescences pour relever rapidement les forces des malades.

Excepté dans les os, les dents, les cartilages, le sel marin est partout à l'état liquide dans l'organisme.

Barral, tirant parti des tables de Quetelet sur le poids moyen des corps aux différents âges, et cherchant la quantité proportionnelle les chlorures dans l'économie, (car jusqu'alors les chlorures de sodium et de potassium ont été pesés ensemble), est arrivé aux résultats suivants:

Chez l'homme.	Poids.	Sel marin.	Sel de soude.
	kil.	gr.	gr.
à 0 an.	3,200	8,6	5,7.
à 30 ans.	68,900	184,7	122,8.
Accroissement.	65,700	174,1	117,1.
Chez la femme.	**Poids.**	**Sel marin.**	**Sel de soude.**
	kil.	gr.	gr.
à 0 an.	2,910	7,8	5,4
à 30 ans.	58,450	156,5	104,2
Accroissement.	55,54	148,8	98,8.

Ce qui donne pour chaque kilogramme d'accroissement

gr.	gr.
2,7.	1,7.

Cette quantité fixe d'environ deux grammes 70 centigrammes de chlorure de sodium par kilogramme de substance organique chez l'homme et de 1 gr. 70 c. chez la femme est un peu plus forte que pour les autres mammifères.

Le sel marin joue un rôle capital dans l'économie; dissout dans l'eau des humeurs, il sert de dissolvant aux substances organiques qu'elles contiennent. Pour bien saisir le rôle de cet agent, il faut connaître les expériences de Boussingault (Ann. de chimie et de physique 1847) sur l'influence du chlorure de sodium dans l'alimentation des bestiaux. Les expériences de ce savant sont fort claires et fort concluantes; elles permettent de suivre l'action de ce sel sur toutes les fonctions. Il démontre que l'effet du chlorure de sodium ne consiste pas à produire de la viande, mais à neutraliser les conditions défavorables à la production de la chair; conditions qui résultent de l'état contre nature où se trouve l'animal.

Sans la présence du sel marin dans le sang, les globules sanguins se dissolveraient. En effet, les hématies fondent dans une solution concentrée d'albumine pure dans de l'eau pure; au contraire, l'eau contenant seulement $^1/_{100}$ de chlorure de sodium conserve parfaitement les globules du sang sans qu'ils s'altèrent.

Sans la présence du sel marin dans le sang, la fibrine, l'albumine, la caséine etc. se solidifieraient.

Quand on supprime le chlorure de sodium de la nourriture de l'homme, il survient aussitôt des phénomènes de chlorose, de la langueur, de la faiblesse, de la pâleur et enfin l'oedème. Au contraire, ajouté en certaine proportion aux aliments il excite l'appétit, détermine une sécrétion plus abondante du suc gastrique et facilite consécutivement la dissolution digestive des aliments.

Nous avons vu quel rôle important le chlorure de sodium joue dans tout organisme animal. Ce qui suit va nous éclairer un peu sur l'efficacité des bains salins.

Le Dr. Clemens, dans les annuaires de Schmidt s'exprime de la manière suivante pour ce qui concerne l'absorption:

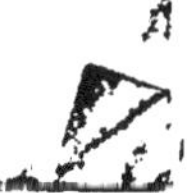

1) La peau absorbé promptement et avec avidité des principes du bain et en repousse une partie après un certain laps de temps.

2) Le maximum de l'absorption est atteint après 5—30 minutes.

3) Cette absorption a lieu que l'eau soit froide ou chaude; le chlorure de sodium surtout est absorbé avec beaucoup de facilité.

Le Dr. Lehmann constate aussi qu'après un bain, l'eau avait perdu de ses principes fixes.

Pour ce qui concerne cette absorption, nous avons assisté à de curieuses expériences faites par un chimiste d'ici sur les parties solides en dissolution dans l'eau avant et après le bain en les précipitant au moyen d'une solution d'argent.

I. **Essai:** *100 pots d'eau du Rhin et un pot d'eau-mère.* Température 26° R.

a. Avant le bain, il a fallu:

1)	pour 25 centimètres-cubes de liquide	18,20	centim.-cubes de	solution d'argent.
2)	„ „ „ „	18,00	„	„
3)	„ „ „ „	17,09	„	„
En moyenne, on peut admettre . .		18	„	„

b. Après le bain, il a fallu:

1)	pour 25 centimètres-cubes de liquide	18	centim.-cubes de	solution d'argent.
2)	„ „ „ „	17,95	„	„
3)	„ „ „ „	17,90	„	„
En moyenne		17,95	„	„

La différence entre la quantité de solution d'argent employé avant et après le bain est donc de 0,05 ctm.-c. et il nous sera très-facile de calculer combien la peau a absorbé pour cent de chlorures. Le chiffre en est de 0,0011692% et la quantité en grammes est de 1,806313.

II. **Essai:** *100 pots d'eau du Rhin et deux pots d'eau-mère.*

a. Avant le bain, il a fallu:

1)	pour 25 centimètres-cubes de liquide.	22,8	centim.-cubes	de solution	d'argent.
2)	„ „ „ „	23	„		„
3)	„ „ „ „	23,9	„		„
4)	„ „ „ „	23	„		„
5)	„ „ „ „	22,8	„		„
En moyenne	. . . .	22,9	„		„

b. Après le bain, il a fallu:

1)	pour 25 centimètres-cubes de liquide	22,8	centim.-cubes	de solution	d'argent.
2)	„ „ „ „	22,7	„		„
3)	„ „ „ „	22,8	„		„
4)	„ „ „ „	22,8	„		„
5)	„ „ „ „	22,8	„		„
En moyenne	. . . .	22,8	différence 0,1 centimètres-cubes.		

L'absorption des chlorures est donc de 0,002338% et ce chiffre en grammes sera 3,57714.

Il va sans dire que le résultat de ces expériences changera suivant les personnes et les maladies dont elles sont affectées. Mais ce qui est un fait, c'est qu'à force de prendre des bains salins, le corps devient pour ainsi dire saturé de chlorure de sodium et arrivé à ce point, tous nos malades se plaignent d'une sensation désagréable, provenant de la peau devenue humide et visqueuse.

L'époque de ce maximum d'absorption arrive bien différemment chez les malades, tantôt plustôt, tantôt plustard. Et ainsi se justifierait ce que le Dr. Clemens a dit que la peau absorbe promptement et avec avidité des parties du bain et en repousse une partie après un certain laps de temps. Nous pouvons donc admettre que la peau absorbe des sels du bain et surtout le chlorure de sodium pour les vaisseaux lymphatiques et sanguins et les emploie chimiquement c. à. d. au profit de l'organisme.

Pour résumer en peu de mots *l'action* du chlorure de sodium c. à. d. des eaux-mères de Rheinfelden à la température de 24—28° R., nous dirons: *1) Qu'elles excitent la peau ou le système nerveux périphérique et produisent la congestion des organes profonds. 2) Par l'absorption, elles augmentent l'activité dans tous les organes secrétoires et excrétoires.*

Les bains salins améliorent le sang dans certaines maladies; chez les personnes sensibles et d'une peau tendre, ils produisent des démangeaisons, une plus grande sensation de chaleur et même une espèce de *poussée.*

Indications et Contre-indications.

Celui qui aurait encore des doutes sur la faculté de la peau d'absorber le chlorure de sodium dans le bain, ne pourrait en aucun cas nier les influences salutaires et les actions extérieures de l'eau saline et de l'eau-mère, surtout celles d'une médication aussi forte, aussi énergique et aussi concentrée comme la nôtre.

D'après l'action physiologique du chlorure de sodium, il est facile de déduire l'emploi thérapeutique de nos bains.

Il est cependant à remarquer que nous ne traitons pas ici les affections aiguës, mais seulement des maladies chroniques.

Nous conseillons donc nos eaux:

1) Dans les maladies de la peau:

a. secrétions des follicules et seborrhoe ainsi que la dépilation qui en est la conséquence (voir Nr. 1. des maladies),

b. Favus (voir spécimen Nr. 2.),

c. Erésipèle, surtout quand il y a récidive,

d. *Lichen* (spécimens Nr. 3. et 4.),

e. *Eczéma,* f. *Impetigo,* g. *Pityriasis,*

h. *Psoriasis simplex et syphilitica* (spécimens Nr. 5, 6, 7, 8.).

2) Dans les ***rhumatismes chroniques*** des muscles et des articulations avec ou sans Peri-et-Endocarditis, avec paralysie ou raideur des membres ou des articulations. Le champ de ces maladies est très-vaste et les rhumatismes musculaires *(Myalgia rheumatica)* sont les plus fréquents. Nos eaux agissent très-énergiquement contre ces affections, les malades perdent peu à peu leurs douleurs, la paralysie disparaît ainsi que la raideur des articulations. (Voir specimens 9. 10. 11.)

3) Dans la *goutte* et ses conséquences, paralysie, raideur etc *(Arthritis, Podagra)*. L'action énergique de nos eaux salines, ainsi que la faculté de pouvoir les concentrer autant que l'on veut, nous ont fait obtenir de bien beaux succès dans ces affections, comme du reste le prouvent les spécimens Nr. 12, 13, 14 et 15.

4) Dans toutes les maladies scrofuleuses. Ces maladies de l'enfance et de l'adolescence sont caractérisées par une série d'affections locales le plus souvent chroniques avec suppuration ou ulcération. Elles se présentent à la peau sous forme d'exanthème à hypersécrétion de lymphe ou sous celle plus tenace de lupus. Les yeux et les oreilles sont très-souvent le siége d'affections de ce genre soit comme ophthalmie scrofuleuse ou sous la forme d'une otorrhée. Enfin la scrofule attaque les os (Périostitis, Caries, Nécrose). Si la scrofule provient de certains troubles fonctionnels indiquant que le système nerveux a subi de profondes atteintes, et d'un appauvrissement du sang en fibrine et en globules rouges, on comprendra sans peine que les eaux mères doivent faire merveille dans ces affections. C'est ce qui a aussi lieu. Immédiatement après plusieurs bains nos malades atteints de ces affections gagnent de l'appétit, leurs teints se colorent et presque toujours ils quittent Rheinfelden complétement guéris. (Voir du reste spécimens 16—22.)

5) *Dans les maladies des membranes muqueuses de forme catarrhale.* Dans ces maladies, caractérisées par une hypersécrétion, les eaux salines rendent de grands services. Ainsi le catarrhe pulmonaire, le catarrhe stomacal, les pesanteurs de l'estomac, les catarrhes de la vessie, le catarrhe utérin sont toujours heureusement modifiés à Rheinfelden.

6) *Dans les maladies des femmes* et surtout dans les inflammations chroniques des organes sexuels (Fluor albus, Ovoritis, Metritis, Hydrops ovarii troubles de la menstruations, accompagnés souvent de crampes hystériques ou d'autres maladies de langueur; dans l'hypochondrie, l'hysterie et la stérilité). Voir les spécimens Nr. 29 à 38 qui montreront les beaux résultats obtenus par nos bains dans ces maladies.

7) *Dans le Rachitisme* qui peut être regardé comme le dernier degré de l'affection scrofuleuse. Dans cette maladie il s'agit de favoriser et faire accroître le ramolissement des os et les eaux-mères ont à un très-haut point cette qualité.

8) Dans les cas de *syphilis* secondaire et tertiaire. (Voir spécimen Nr. 39.)

Méthode d'Emploi de l'eau des salines et de l'eau-mère de Rheinfelden.

Les cures de bains salins se font ordinairement du premier Mai au premier Octobre. Les bains se prennent entre 6—8 heures du matin, avant le déjeuner chez les personnes assez fortes pour le supporter. Les malades plus faibles font mieux de se baigner 2—3 heures après le déjeuner, c. à. d. entre dix heures et midi. Immédiatement après le déjeuner ou le dîner, il ne faut jamais prendre de bain; on s'exposerait trop facilement à des congestions et même à des coups d'appoplexie.

Il y a toujours un certain nombre de malades qui désirent abréger leur *cure* et veulent se baigner plusieurs fois par jour. Ceci ne peut se faire qu'aux dépens de la santé et mettrait certainement la réussite de la cure en jeu. Aussi ne pouvons-nous jamais le conseiller.

On se baigne à Rheinfelden sans chemise ni caleçon (ces derniers feraient l'éffet d'un filtre). Il faut absolument que l'eau-mère soit en contact immédiat avec la peau. Ensuite on se refroidit facilement en sortant du bain et en ayant un linge mouillé sur le corps.

Quand on arrive dans son bain, nous conseillons de frotter un peu la peau pour la rendre un peu plus lisse et pour en augmenter la circulation. Ensuite on y reste tranquille sans fumer ni lire comme certaines personnes ont l'habitude de faire.

Nous administrons nos bains d'eau saline à la température de 24—28° R. suivant les malades. Nous tâchons toujours que le bain ait une température à peu près égale à celle du sang pour favoriser l'absorption du parties solides, qui y sont contenues. Une température plus basse aurait pour effet la contraction de la peau et aurait pour effet qu'aucune partie du bain ne servit absorbée. Déjà un bain d'eau ordinaire à 28—29° R. a pour effet d'augmenter les battements du pouls ainsi que les sécrétions. Un bain salin produit des effets beaucoup plus grands.

Nous avons l'habitude de donner au bain la température exigée par l'état et le tempérament du malade. Il faut que ce dernier y soit tout à fait à son aise: tel a froid dans un bain à 26° R.; tel autre s'y trouve déjà à son aise à 24° R.

Dans tous les établissements de bain il y a une certaine routine décorée du beau nom de *méthode;* cette routine consiste à se baigner pendant un certain nombre de jours fixe, en augmentant la durée du bain et à *débaigner* ensuite. Nous ne pourrions jamais nous contenter d'une pareille routine et il nous semble évident qu'il faut régler la cure d'après la nature de la maladie qui l'exige. Une seule et unique méthode n'est pas admisible. Il faut que le médecin des bains dirige la cure et qu'il fasse de sa médication un emploi raisonné et intelligent. Ici sa tâche sera singulièrement facilitée, s'il reçoit quelques renseignements même des plus succints du médecin particulier. Nous témoignons à l'avance toute notre reconnaissance à ceux de nos honorables confrères, qui voudront bien prendre la peine de nous les faires parvenir. Souvent quelques mots, nous ont suffi pour pouvoir appliquer immédiatement le véritable traitement et pour décider ainsi du succès de la cure.

Nous ne pourrions pas non plus répondre à une question, qui nous est adressée très-souvent par nos malades. Quelle est la durée d'une cure d'eau saline à Rheinfelden? Cela dépend de la maladie et de la constitution du baigneur. Nous avons des malades, qui ne restent qu'une quinzaine de jours; nous en avons d'autres qui restent 4—5 semaines et qui prennent jusqu'à 30—35 bains. C'est au médecin des eaux à juger de la durée de la cure et à la régler selon sa manière de voir. Voici ce que dit sur ce point le Dr. Constantin James dans son *Guide pratique aux Eaux minérales* etc.

„Je suppose le baigneur rendu près de la source. A dater de ce moment, il ne s'appartient plus: il n'appartient plus au médecin qui l'a envoyé; c'est uniquement du médecin des eaux qu'il relève et c'est à sa seule direction qu'il lui faudra se confier désormais.

Sans doute cette substitution d'un médecin à un autre médecin est chose extrêmement regrettable, d'autant plus que tout malade aime à confondre le médecin avec l'ami, se flattant, non sans motifs, que la sollicitude du premier se fortifiera encore par l'attachement du second. Pour remédier, autant que possible à ces inconvénients, il est essentiel que tout médecin joigne à sa consultation des renseignements circonstanciés sur le tempérament de son client, et sur les moyens qui, chez lui, réussissent de l'habitude ou échouent; mais ne pas aller plus loin. Vouloir indiquer d'avance combien de verres seront bus, combien de douches ou combien de bains seront pris, c'est s'exposer à commettre de graves méprises, *car on ne peut jamais savoir*, à priori, *comment telle eau sera supportée par tel malade*. C'est, en même temps placer le médecin des eaux dans la position la plus fausse, obligé qu'il sera souvent ou de contrôler l'ordonnance qui lui aura été apportée, ou, s'il l'a fait exécuter, de donner au traitement une direction en dehors de ses propres inspirations."

Résultats pratiques obtenus dans les Bains d'eau saline de Rheinfelden.

En énumérant les cas ci-après, nous nous contentons de citer ceux qui nous ont donné la satisfaction d'une guérison complète ou du moins d'un amendement très-prononcé.

1) Mr. H... de B...., âgé de 39 ans, vient depuis plusieurs années à Rheinfelden pour se faire guérir d'un seborrhoe accompagné d'une psoriasis, assez conséquente ainsi que d'une dépilation. Après une cure de 15 jours, il a toujours atteint son but.

2) Mlle. W.... de H...., âgée de 16 ans, vient faire une cure d'eau saline à Rheinfelden pour se débarrasser d'un favus. A côté de cela, elle souffrait encore d'une intumescence scrofuleuse au nez, ainsi que de glandes jugulaires. Elle prit des bains à 26° R. de $^1/_4$ à $^1/_2$ heure avec trois pots d'eau-mère pour aller jusqu'à 18 et revenir à six pots. Pendant la cure même, les croûtes de favus se détachèrent peu à peu de la tête, les cheveux repoussèrent, et les apparitions scrofuleuses disparurent complètement.

Elle quitta Rheinfelden tout à fait guérie, et encore aujourd'hui elle se porte à merveille.

3) Mlle. F.... de B...., âgée de 26 ans, d'une constitution scrofuleuse souffrait plusieurs fois déjà d'une érysipèle à la figure accompagnée d'anémie. Elle vient faire une cure à Rheinfelden et après trois semaines de séjour elle s'en retourna sinon tout à fait guérie, au moins beaucoup mieux portante.

4) Mlle. P.... H.... de C...., en France, âgée de 29 ans, fit en 1864 et 1865 deux cures à Rheinfelden pour se débarrasser d'un habitus scrofuleux, de congestions à la tête et d'une erysipèle à la figure; la menstruation ne revenait chez elle qu'après une absence prolongée. Après la première cure, toutes ces maladies furent fortement amendées; à la deuxième, elle fut complétement guérie.

5) B.... H.... de D...., une jeune fille de 12 ans, d'une constitution très-délicate scrofuleuse, avec un eczéma à la tête, au cou et aux oreilles, le tout accompagné d'une échinophthalmie chronique vint à Rheinfelden pour se guérir de ses maux. Après un séjour de trois semaines, son père qui est lui-même médecin, vint la chercher tout surpris de la revoir avec un extérieur beaucoup plus sain; l'échinophthalmie ainsi que l'eczéma avait complétement disparu et depuis cette époque, la jeune fille se porte toujours bien.

6) Un petit garçon G.... de Z...., âgé de 5 ans, d'une constitution faible très-délicate, après avoir souffert pendant plusieurs années d'eczémas à la figure, aux coudes, sur le dos etc. eut, en Avril 1854, une inflammation des reins. Il vient faire, au mois de Juin de la même année, une cure de trois semaines à Rheinfelden. En s'en retournant son état était déjà beaucoup amélivré; les suites ordinaires d'une cure d'eau saline l'on complétement guéri et depuis cette époque il se porte toujours bien.

7) A.... B.... de L...., âgé de 16 ans d'une constitution scrofuleuse très-prononcée, maigre et pâle, souffront depuis son enfance de dartres à la tête et au cou. Il avait déjà fait plusieurs cures à Louësche et à Schinznach sans pouvoir se débarrasser de ses maux. En 1862, il arriva à Rheinfelden et y resta quatre semaines au printemps et deux semaines en automme. Les

effets de cette cure furent vraiment surprenants. Les dartres diparurent, les squammeux se détachèrent et la peau devint partout lisse et uniforme. Sa constitution se fortifia et son extérieur devint plus frais et plus sain. La cure d'automne ne fut entreprise que pour prévenir le retour de la maladie et aujourd'hui B.... est un homme jouissant d'un excellente santé et d'une très-grande force.

8) Mr. H.... de B...., homme d'une constitution forte vint à Rheinfelden pour se reposer d'une vie très-active et en même temps pour se guérir d'une irritation nerveuse ainsi que d'une psoriasis invétérée contre laquelle il avait déjà employé vainement et les médecines intérieures et les bains de Louësche. Mr. H.... prit tous les jours une douche froide contre son irritation nerveuse; à côté de cela, il prit des bains salins, qui, vu son état d'agitation extrême ne purent se suivre et se graduer comme nous l'aurions désiré. Malgré cela, les dartres perdirent petit à petit leur couleur foncée et après la cure qui dura quatre semaines, H.... retourna chez lui tout à fait guéri de sa psoriasis et son agitation nerveuse beaucoup plus calme.

9) Mdme. B.... de M...., âgée de trente-huit ans environ visita nos bains pour faiblesse générale et pauvreté de sang. Elle souffrait en même temps de battements de cœur, elle était gênée dans la respiration et elle avait du rhumatismes dans quelques articulations. Elle prit des bains en employant de 3—15 pots d'eau-mère. Tous les jours elle devint plus forte et ses rhumatismes disparurent complétement.

10) Mlle. H.... de W...., âgée de 27 ans, avait souffert pendant l'hiver de 1863 de rhumatismes aigus et à son arrivée à Rheinfelden elle était encore affectée d'une inflammation chronique aux articulations des deux genoux.

Elle fit sa cure en employant de 5—15 pots d'eau-mère. La marche, gênée d'abord par les genoux enflés redevint ferme et assurée; les enflures disparurent et avec elles les douleurs et Mlle. H.... s'en retourna totalement guérie.

11) Mr. Sch.... Dr. méd., souffrait depuis longtemps de douleurs rhumatismales à différents muscles à tel point qu'il ne put plus mouvoir la partie supérieure du bras gauche et l'articulation du coude. Ajoutez à cela une psoriasis, manque d'appétit, souvent diarrhoé et une maigreur assez prononcée.

Mr. Sch.... prit des bains à Rheinfelden et employa jusqu'à 22 pots d'eau-mère. Après avoir séjourné ici pendant cinq semaines, les douleurs rhumatismales avaient disparu et avec elle la raideur du coude la psoriasis; l'appétit était revenu et la digestion avait repris son cours normal.

12) Mr. J.... de H.... en Alsace, âgé de 45 ans, vint à Rheinfelden, ne pouvant marcher qu'à l'aide d'une canne, atteint de la goutte et de gonflements aux deux pieds. Après avoir pris des bains pendant quinze jours, Mr. J.... fit déjà d'assez longues promenades sans canne et après trois semaines de séjour à Rheinfelden, il put s'en retourner chez lui radicalement guéri.

13) Le même mal, mais seulement à la jamlet gauche, nous amena aussi Mr. U.... de L...., âgé de 47 ans. Ses douleurs étaient tellement fortes que malgré sa béquille, il ne put s'appuyer sur la jambe malade. Après un séjour de trois semaines à Rheinfelden, il s'en retourna chez lui, sans béquille, complétement guéri et nous avons pu nous assurer depuis qu'il se porte toujours bien.

14) Mr. M.... de H...., instituteur, âgé de 42 ans, est atteint depuis 1851 de la goutte avec enflure de presque toutes les articulations. Il essaya de tout pour se débarrasser de son mal. En 1855 et 1856, il fit deux cures à Baden (Argovie) qui loin de le guérir augmentèrent son mal, vu qu'il revint de sa cure avec deux béquilles. En 1858, il fit une cure hydrothérapique à Buchenthal (Canton de St. Gall). Cette cure ne produisit qu'un soulagement passager. Une répétition n'eut pas d'effet du tout. Les bains de Schinznach ne changèrent rien à ses souffrances et en 1864, il arriva à Rheinfelden dans un état vraiment pitoyable. Les articulations des épaules, des coudes, de la main ainsi que celles des genoux étaient raides. Mr. M.... ne pourait plus marcher; il fallut le porter dans le bain. Tout son organisme était complétement amaigri et son esprit vivement agité. Il prit des bains avec 3—15 pots d'eau-mère. Il resta à Rheinfelden pendant 5 semaines. Mr. M.... ressentit bientôt une plus forte chaleur dans tout son corps, il transpira abondamment et ses douleurs aiguës se calmèrent peu à peu. Déjà après quinze jours il put marcher à l'aide de ses béquilles et vers la fin de son séjour à Rheinfelden, il put descendre tout seul dans son bain. En 1865, il renouvela sa cure qui, cette fois, fit des effets encore plus marquants. Il quitta Rheinfelden sans canne ni béquille et encore aujourd'hui il se porte bien.

15) Mdme. B.... de A...., âgée de 63 ans, vint en 1863 à Rheinfelden; on fut obligé de la faire porter dans sa chambre par deux hommes, vu qu'elle ne savait pas marcher ni même se tenir debout. Elle était affectée de la goutte ainsi que d'une enflure au genou gauche, d'une raideur dans presque tous les membres enfin un coup d'appoplexie lui avait paralysé tout le côté droit de son organisme. Ajoutez à cela une faiblesse générale, manque d'appétit et un désespoir complet.

Après le neuvième bain elle put de nouveau faire mouvoir son genou. Après trois semaines elle fit quelques pas à l'aide de sa béquille; enfin petit à petit, elle arriva au point de pouvoir de nouveau faire usage de tous ses membres et s'en retourner toute joyeuse dans son ménage.

16) C.... H.... de Z...., une jeune fille de 14 ans, était atteinte de scrofules à différentes parties du corps surtout au cou. A côté de cela elle souffrait d'une anémie assez prononcée. Le médecin de la maison, après plusieurs années du traitement inutile nous l'envoya à Rheinfelden. La jeune fille souffrait d'une tuberculose, de manque d'appétit et de faiblesse générale. Après 35 bains (4—15 pots d'eau-mère) et des compresse d'eau-mère autour du cou, l'appétit était complétement revenu, la toux de beaucoup calmé, les affections scrofuleuses tout à fait disparues. Nous avons eu occasion de revoir le médecin de la maison et il nous a déclaré en présence de quelques confrères que les bains salins de Rheinfelden avaient complétement guéri Mlle. St.... ce qui ne lui était pas réussi dans un traitement médical de huit ans.

17) Mr. L.... de Sch...., âgé de $16\frac{1}{2}$ ans, vint à Rheinfelden atteint d'une enflure scrofuleuse au nez ainsi que d'une adénose.

Il resta ici 4 semaines, prit des bains salins, en allant de 5—16 pots d'eau-mère. Après cette cure, il était tout à fait débarrassé de ses affections scrofuleuses et encore aujourd'hui, il se porte bien.

18) A... S... de W..., garçon de 14 ans d'une constitution très-faible vient à Rheinfelden affecté d'une forme très-rare de Keratoscleritis avec scrofules. Nos bains d'eau saline firent un très-bon effet sur l'une et l'autre de ces affections.

19) J. B... de W... un jeune homme de 12 ans, scrufuleux, atteint d'une carie avec ulcères aux articulations de la main, vint à Rheinfelden pour se faire guérir de ses maux. Il y fit un cure de trois semaines qui eut des suites si heureuses qu'il a été complétement guéri.

20) B. B... de G..., jeune fille de 16 ans, d'un tempérament nerveux vient à Rheinfelden pour se débarrasser de caries à l'avant-bras, à la tête, aux articulations de la jambe gauche. Il va sans dire qu'avec cela le sang était appauvri et que l'appétit manquait. Elle avait souvent la diarrhée, mal aux dents et de l'insomnie. Les battements du pouls indiquaient 88—95 à la minute. Elle ne put prendre les bains qu'avec beaucoup de précautions et malgré qu'elle n'y employa jamais plus que 10 pots d'eau-mère, elle fut généralement soulagée et par les suites de sa cure, elle guérit complétement.

21) P. W... à F... jeune homme de 15 ans, vient à Rheinfelden pâle, maigre, d'une constitution scrofuleuse avec enflures et caries au coude, aux articulations des mains et de l'insomnie. Les battements du pouls accusaient 120 par minute. Déjà après avoir pris quelques bains, les enflures disparurent, l'appétit et le sommeil étaient revenus et après un séjour de cinq semaines dans nos bains, W... s'en retourna complétement guéri de tous ses maux.

22) Mlle. Th... de St... âgée de 18 ans scrofuleuse depuis sa jeunesse, atteinte de caries et d'ulcères ainsi que d'une grande pauvreté de sang, vient à Rheinfelden dans un état de grande faiblesse, pouvant marcher à peine. Elle prit 21 bains d'eau saline et d'eau-mère, fit des compresses d'eau-mère sur les parties malades et put se guérir complétement des caries, se fortifier peu à peu et pour ainsi dire se rétablir entièrement.

23) Mme. E... de M... âgée de 28 ans vient à Rheinfelden appuyée sur des béquilles pour se guérir d'une inflammation chronique de la vertèbre dorsale avec ulcères fistuleux. Avec cela, Mme. E... était affectée d'une anémie assez prononcée et son corps était tout à fait amaigri. Nous lui fîmes faire des compresses de nitrate d'argent et d'eau-mère combinées avec des bains salins. Les effets de ce traitement furent vraiment surprenants. Après un séjour de quatre semaines à Rheinfelden, elle put s'en retourner sans canne ni béquille, complétement guérie.

24) M. R... de A..., petit garçon de 9 ans, d'une très-faible constitution, eut en 1861 une inflammation au genou gauche avec enflure (tumor albus genou et coxarthrocace) à un tel point que le médecin craignait une amputation à cause des caries qui en sont résultées. Le jeune R... ne put marcher qu'à l'aide de béquille. Il fut guéri de son mal par des bains de mer.

En 1864, le mal revint, c. à. d., il se forma au genou une enflure grosse comme un oeuf qui vint à suppuration, le tout accompagné de carie. Le jeune R... vient alors à Rheinfelden sur des béquilles pour faire une cure d'eau-mère qui réussit tellement bien qu'il fut complétement débarrassé de son mal et depuis cette époque, il se porte toujours bien.

25) Mme. de W... de B... âgée de 52 ans, d'une nature irritable vint en 1864 faire une cure à Rheinfelden. Elle avait longtemps souffert d'une irritation de l'épine du dos et perdu l'usage des extrémités inférieures. En 1864, à la suite de grandes fatigues Mme. de W... perdit tout à fait ses forces, eut beaucoup de douleurs à l'épine dorsale, une grande difficulté de respirer, des battements de coeur etc. Plus d'appétit, ni de sommeil et c'est à peine si elle put encore marcher. Cependant, d'après les dire du médecin de la maison, il n'y a jamais eu de paralysie. Dans cet état, elle vient à Rheinfelden pour faire sa cure. Nous n'avons pas besoin d'ajouter qu'il a fallu prendre toutes les précautions pour la faire baigner et elle n'employa que 1—4 pots d'eau-mère. Malgré cela les succès furent eclatants et Mme. de W... qui d'abord ne put faire un pas sans le secours de sa dame de compagnie, commença à marcher toute seule; l'appétit et le sommeil revinrent et avec eux les forces de cette dame, s'en retourna débarrassée de tous ses maux.

26) Mlle. F... de F... âgée de 36 ans, d'une constitution très-délicate eut un catarrhe chronique pulmonaire, accompagné d'une extinction de voix et d'ulcères aux glandes. Des compresses d'eau-mère combinées avec des bains et des inhalations deux fois par jour la guérirent complétement de tout mal.

27) Mr. R... de B... âgé de 44 ans souffrait depuis 4 ans d'un catarrhe d'estomac avec coarctution de l'oesophage, laryngite, enrouement, toux; le tout ayant eu pour suite une grande maigreur et de pauvreté de sang. Mr. B... se baigna à Rheinfelden en employant de 5—11 pots d'eau-mère, prit des douches de pluie froides pendant 4 semaines et guérit complétement de ses maux. En nous quittant, il avait recouvert beaucoup plus de forces; l'appétit était revenu, et il nous apura que jamais il ne s'était mieux porté.

28) Mme. H... de Z... vient à Rheinfelden pour se guérir d'une induation tuberculeuse du foie quelquefois très-douloureuse accompagnée de maux d'estomac.

La digestion se faisait péniblement et la malade était blême. Mme. H... fait des bains d'eau-mère en employant de 1—12 pots ainsi que des compresses de la même eau et après un séjour de 4 semaines, elle put s'en retourner complétement guéri de tous ses maux.

29) Mme. Sch... de A... âgée de 47 ans vient à Rheinfelden pour se guérir d'enflures douloureuses à l'ovarium gauche. Elle y resta trois semaines, ne faisant usage que de bains d'eau-mère et en employant de 3—18 pots. Elle fut radicalement guérie.

30) Nous eûmes le même succès avec Mme. G... de M... âgée de 33 ans, mariée depuis 9 ans et restée sans enfants. Mme. G... se plaignait de faibles générale surtout après les menstruations et d'enflures douloureuses à l'ovarium gauche, de manque d'appétit, de maux de tête et de constipation. Elle fut complétement guérie.

31) Mme. H... de A... âgée de 47 ans atteinte d'une ovacitis chronique avec enflure et douleurs pendant et après la menstruation, fluor albus, de battements de coeur, maux de tête et de temps à autre de crampes d'estomac. La menstruation denait en général quinze jours. Mme. H... prit 23 bains en employant de 3—12 pots d'eau saline avec 1—8 pots d'eau-mère. Elle fut radicalement guérie. La menstruation ne dura plus que 4—5 jours et tous ses autres maux disparurent complétement. Elle revint répéter sa cure l'année suivante simplement pour prévenir une rechute.

32) Mme. S... de A... âgée de 45 ans souffrait depuis quelques années d'une inflammation chronique de l'uterus. Elle avait fait plusieurs cures pour se débarrasser de son mal, mais sans résultat. Elle vient enfin à Rheinfelden, prit des bains d'eau saline en employant 1—18 pots d'eau de la saline et en y ajoutant 1—7 pots d'eau-mère et elle fut radicalement guérie.

33) Mlle. N... de H... âgée de 37 ans vient ici affectée d'une grande irrégularité dans les menstruations de crampes d'utérus, de congestions à la tête et d'un froid continuel aux deux extrémités inférieures. Toutes ces affections disparurent petit à petit et la cure eut pour effet de régler complétement la circulation. Depuis cette époque Mlle. N... se porte très-bien.

34) Mme. H... de Z... âgée de 28 ans se baigna pendant 4 semaines en employant 3—9 pots d'eau de la saline avec 1—5 pots d'eau-mère pour se débarrasser d'une Metritis chronique, de menstruation trop abondantes, de fleurs blanches, faiblesse générale et pauvreté de sang. Sa cure réussit très-bien et elle quitta Rheinfelden complétement guérie.

35) Mme. B... de A... âgée de 42 ans d'un tempérament vif, vint à Rheinfelden atteinte d'un catarrhe utérus avec enflures à l'ovarium. Elle prit des bains en employant 2—8 pots d'eau saline avec 1—5 pots d'eau-mère. Elle resta trois semaines et fut obligée de les interrompres plusieurs fois à cause de son tempérament. Malgré cela, se sentit-elle tous les jours mieux et quelques temps après la cure, elle nous fit savoir qu'elle était tout à fait guérie.

36) Mme. L... de M... âgée de 38 ans à la suite de plusieurs fausses couches était atteinte d'une Eclampsia gravidarum, quelquefois de menorrhagies ainsi que de fièvres intermittentes, d'une grande faiblesse du système nerveux et de tout d'organisme, enfin d'un Prolapsus uteri. En arrivant à Rheinfelden, Mme. L... était tellement faible de corps et d'esprit, qu'elle ne put se baigner que tous les deux jours. Mais après 8 jours de bains, les menorrhagies cessèrent, la disgestion se fit normalement, l'appétit revint et tous les symptômes de maladie disparurent petit à petit. Elle resta 3 semaines à Rheinfelden et vers la fin de son séjour elle eu sa menstruation qui ne dura que 4 jours et qui se fit sans douleur. Enfin, elle nous fit savoir plus tard que les suites de sa cure furent tellement favorables, qu'elle a été totalement rétablie et se trouve aujourd'hui mère d'un enfant qui se porte bien.

37) Mme. M... de C... (France) une dame corpulente et très-nerveuse, âgée de 27 ans avait déjà fait quatre fausses couches et vint à Rheinfelden pour se guérir de faiblesse générale et particulière ainsi que d'un autroflexio uteri très-douloureux. Elle prit des bains d'eau saline en employant de 2—5 pots d'eau saline et en y ajoutant 1—8 pots d'eau-mère. Son état nerveux ne lui permit pas de prendre ses bains régulièrement; il y aurait eu à craindre des congestions. Malgré cela, elle se guérit parfaitement de son mal uterin et reprit beaucoup de forces.

38) Mme. M... de J... âgée de 31 ans était affectée depuis ses dernières couches d'une inflammation de la poitrine gauche (Mamma) avec enflure et hépatisation. Toutes les médecines n'avaient pas pu la guérir et elle vint à Rheinfelden pour se débarrasser de ses maux. Elle prit 28 bains qui eurent un résultat si favorable qu'elle a pu s'en retourner complétement rétablie.

Cela nous mènerait trop loin, si nous voulions ici parler de toutes les guérison obtenues dans les cas de faiblesse générale, de pauvreté de sang etc.

39) Mr. R... de Z... âgé de 32 ans vint à Rheinfelden affecté du syphilis secondaire avec induration de plusieurs glandes du cou. Mr. R... prit 23 bains d'eau saline qui le guérirent complétement de son mal.

Appendice.

La plupart des malades dont il a été parlé dans le chapitre précédent ont été traités par nous dans l'établissement dit:

Rhein-Sool-Bad

de

Mr. Henri de Struve.

Le Rhein-Sool-Bad est situé à cinq minutes au-dessus de Rheinfelden, sur les bords immédiats du Rhin, au milieu d'un charmant parc, avec des vues aussi belles que variées dans le Jura, les Vosges et la Forêt-Noire. Le voisinage du fleuve y entretient une agréable fraîcheur, même dans les plus fortes chaleurs, l'air y est toujours renouvelé, par et très-salubre.

Mr. de Struve a fondé son établissement en 1863 et déjà il peut y loger très-confortablement près d'une certaine de personnes. Tous les bâtiments qui le composent sont réunis par des galeries vitrées, de sorte que les malades peuvent aller du bain dans leur chambre sans s'exposer aux courants d'air. Le service s'y fait avec beaucoup de soins et de prévenances surtout avec une affabilité touchante. Rien n'est plus agréable, quand on est malade, loin de chez soi et de ses habitudes de voir autour de soi des visages riants, des personnes qui prennent part à vos maux. Sous ce rapport, Mr. de Struve est le véritable ami et consolateur de ses malades. Assis dans son bureau bien connu des baigneurs sous le nom de *Capitaine cabine*, il est toujours entouré d'un certain nombre de curistes, qu'il égaie par son intarissable bonne humeur.

Le Rhein-Sool-Bad est un établissement de premier ordre et Mr. de Struve n'a rien négligé pour se mettre à la hauteur de sa tâche. Il s'y trouve une salle d'inhalation dans laquelle les malades peuvent respirer l'air salin pendant des heures entières, assis ou debout sans être exposés à la chaleur tropicale des salines; cela a surtout beaucoup d'importance dans les maladies des bronches.

Rheinfelden peut très-bien convenir pour faire un séjour agréable d'hiver. Les conditions climatériques de cette station sont tellement favorables pour cette latitude que Rheinfelden peut très-bien concourir avec Vevey, Montreux et Meran. Nous donnons à la dernière page un tableau comparatif de la température de Vevey, Meran et Rheinfelden.

La cuisine est tout-à-fait appropriée aux besoins des malades et aux prescriptions du médecin. Elle est abondante, saine, même succulente. La cave est aussi garnie des meilleurs vins français et étrangers.

Sans offrir des plaisirs bruyants, qui ne pourraient qu'être nuisibles aux malades, Mr. de Struve fait tout son possible pour leur faire passer agréablement le temps. On trouve dans son établissement des salons de musique, de lecture, de billard, un fumoir, des terrasses avec vue magnifique sur le Rhin et les environs.

Enfin un excellent orchestre, composé de musiciens de Vienne s'y fait entendre deux fois par jour.

Nous nous faisons donc un devoir de recommander l'établissement de Mr. de Struve, qui réunit toutes les conditions nécessaires pour le succès d'une bonne cure.

Emile Wieland.

Tableau comparatif climatérique de Rheinfelden et de Méran exprimé en degrés Réaumur.

Température moyenne.

Années.	Janvier.		Février.		Mars.		Avril.		Mai.		Juin.		Juillet.		Août.		Septembre.		Octobre.		Novembre.		Décembre.		Temp. moy.	
	Rf.	M.	Rf.	M.	Rf.	M.	Rf.	M.	Rf.	M.	Rf.	M.	Rf.	M.	Rf.	M.	Rf.	M.	Rf.	M.	Rf.	M.	Rf.	M.	Rf.	M.
1861	-2	-0,7	3,6	4,5	5,1	6,9	8	12,5	11	12,4	15,4	17,8	15,6	17,6	17	19,4	13	14,4	11	10,6	5	5	1	0,7	8,6	10
1862	1	0,1	3,1	3,4	7	8	10	12	13	12,5	14,1	16,9	15,6	19,8	16	16,6	14,6	14,6	10,6	11,5	4,8	7,4	2,3	1	9,3	10,3
1863	2,5	2	2,5	3,8	5	6,4	9	10,1	12,6	13,1	14,3	16,6	16	18	17	17,8	12,3	14	10,3	11,1	5,3	5,9	3	3,1	9,1	10,1
1864	-3,4	-1,8	1,2	1	5,7	7,2	7,3	11,8	11,8	14,1	14	16,2	16,6	17,8	15	17,4	13,3	14,3	8	11,8	4,2	6,3	-1,4	2,1	7,7	9,7
1865	1,3	0,6	0,3	3.6	1,3	4,2	11.6	14,7	14,3	15,9	15,3	17,2	17,8	18,9	15,2	17,4	14,1	16,	9,4	9,1	5,5	6,8	0,1	2,6	8,8	10,5
Temp. moy.	-0,1	0,04	2,1	3,2	4,8	6,5	9,1	11,8	12,5	13,6	14,6	16,9	16,3	18,4	16	17,7	13,4	14,6	9,8	10,8	4,9	6,2	1	1,9	8,7	10,1

Tableau climatérique de Vevey.

1855	—0,64	1,70	4,31	6,86	8,64	12,66	14,49	14,81	11,88	9,84	4,46	—0,58	7,36
1856	2,74	2,70	4,16	8,04	9,07	14,04	14,84	16,28	11,38	9,15	2,37	0,56	7,94
1857	0,31	0,88	3,23	6,44	10,84	13,78	14,85	14,89	13,54	9,88	5,06	1,71	7,95
1858	—1,16	1,04	2,99	7,47	9,69	15,91	12,86	12,35	13,52	8,88	2,64	1,79	7,33
1859	0,37	2,32	5,72	7,32	10,74	13,72	17,70	16,48	11,46	9,72	5,81	0,58	8,49
Temp. moy.	0,32	1,72	4,08	7,22	9,72	14,02	14,94	14,96	12,35	9,49	4,06	0,81	7,81

Tableau

des maladies traitées en 1867 dans l'établissement

le Rhein-Sool-Bad de Mr. H. de Struve

par le soussigné médecin des bains.

Maladies.	Nombre.	Guéries.	Améliorées.	Sans résultat.
Maladies extérieures.				
Furoncle	3	2	1	—
Couperose	4	3	1	—
Eczèmes à différentes parties du corps	3	2	1	—
Psoriasis simplex	7	5	2	—
Pityriasis orsicoles	1	1	—	—
Maladies des muscles, articulations et os.				
a. des muscles	5	4	1	—
b. des articulations avec raideur ou paralysie	14	10	4	—
c. Péricranisme avec maux de tête	1	1	—	—
d. Goutte	9	3	6	—
e. Inflammation de la moëlle épissière	1	—	1	—
Report	48	31	17	—

www.ingramcontent.com/pod-product-compliance
Ingram Content Group UK Ltd.
Pitfield, Milton Keynes, MK11 3LW, UK
UKHW022141260726
13993UKWH00005B/2080